AF403743

MÉMOIRE

ET

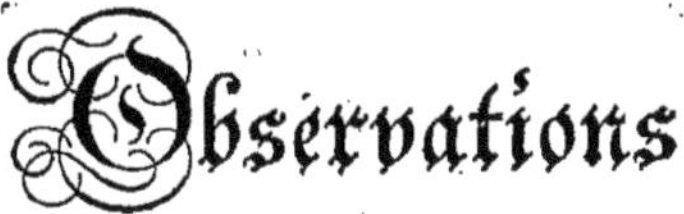

Observations

SUR

Les plaies pénétrantes de Poitrine,

Compliquées,

DE LA LÉSION DES POUMONS,

Par M. Decazis (Pierre),

CHIRURGIEN DE LA GARDE NATIONALE DE MAZAMET (TARN),

ET MEMBRE DE PLUSIEURS SOCIÉTÉS ROYALES DE MÉDECINE.

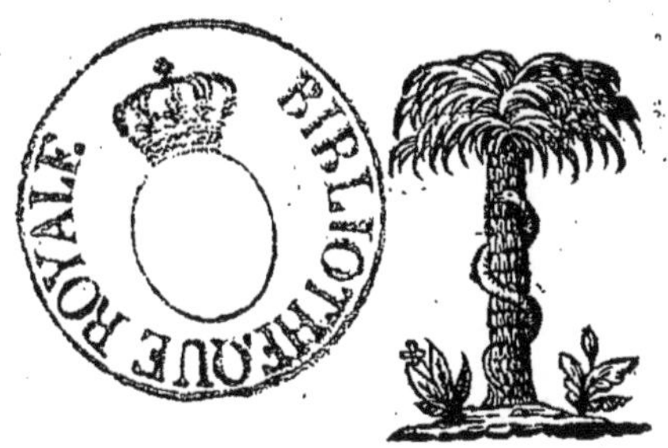

CASTRES,

IMPRIMERIE DE VIDAL AÎNÉ.

———

1832.

A Monsieur Olombel,

DOCTEUR MÉDECIN, ANCIEN MÉDECIN DES ARMÉES
FRANÇAISES, MEMBRE DE PLUSIEURS SOCIÉTÉS
DE MÉDECINE NATIONALES ET ÉTRANGÈRES,
ET MÉDECIN DES ÉPIDÉMIES DE L'AR-
RONDISSEMENT DE CASTRES
(TARN.)

Recevez aujourd'hui une faible marque de mon amitié et d'hommage pour vos talens.

P. D.

A MON PÈRE,

MAITRE EN CHIRURGIE,

ex Chirurgien des Armées nationales.

O vous! qui avez dirigé mes premiers pas dans la carrière médicale, et dont les sollicitudes paternelles n'ont cessé de m'être prodiguées, daignez recevoir aujourd'hui le fruit de mes études, comme un faible témoignage de ma gratitude.

P. D.

MÉMOIRE

ET

OBSERVATIONS

SUR LES PLAIES PÉNÉTRANTES DE POITRINE,

COMPLIQUÉES

DE LA LÉSION DES POUMONS.

***

> « Si l'on s'expose à perdre ses peines,
> « ça doit être au moins en s'occupant d'un
> « objet utile, afin que la bonne volonté serve
> « d'excuse, et que des efforts infructueux
> « paraissent encore dignes d'estime. »
>
> LORDAT.

L A Société de médecine de Toulouse avait proposé, pour sujet du prix qu'elle devait décerner, dans l'année 1830, la question sur les plaies pénétrantes de poitrine, faites par un instrument tranchant, compliquées de la lésion des poumons.

Je connus cette question un peu tard ; cependant je m'empressai de rédiger quelques observations pour les lui transmettre, sans avoir des prétentions

au prix qu'elle devait accorder ; mais, malgré le
peu d'ordre que j'avais mis dans mon mémoire,
attendu que le temps m'avait manqué, je vis avec
satisfaction que cette Société en fit une men-
tion honorable. Encouragé par ses suffrages, j'ai
pensé que mes observations seraient de quelque
utilité dans l'état actuel de la science, et je prends
la voie de l'impression pour leur donner de la pu-
blicité.

Depuis Hyppocrate jusqu'à nous, les plaies pénétrantes de la poitrine ont exercé le génie de nos
grands maîtres, et surtout celles compliquées de
la lésion des poumons, par l'effet d'un instrument
quelconque. Cependant elles ne sont pas toujours
mortelles ; la plus ou moins grande lésion de ces
organes, l'endroit où ils sont lésés, rend le cas plus
ou moins grave, et décide sur le sort du blessé.
Il faut donc s'attacher à modifier cette lésion phy-
sique, et à prévenir les conséquences sinistres,
afin de sauver le malade. Mais, avant d'indiquer
ces moyens, il convient de donner la description
de la nature de ces plaies.

Tous les auteurs s'accordent à dire, et notre
expérience y est conforme, que le sang d'un rouge
vermeil et écumeux, qui sort par la plaie extérieure
en bouillonnant, est la conséquence de l'air et du
sang qui sort des poumons, accompagné d'un pouls
petit, concentré, fréquent et irrégulier. La pâleur
de la face, quelquefois le refroidissement des mem-
bres, la syncope, les crachemens de sang, de même
nature que celui qui sort par la plaie extérieure,
la respiration gênée et même impossible, lorsque le
malade veut se coucher sur le côté sain, sont des

symptômes non équivoques d'une forte lésion du poumon.

Bell prétend qu'en faisant faire au blessé plusieurs inspirations, et ayant soin de réunir la plaie immédiatement après, s'il en sort de l'air à la suite d'autres inspirations, l'on est convaincu que le poumon est lésé ; et Guisard dit, que les médicamens qu'on applique sur la plaie, s'exhalent par la bouche.

Dans un pareil cas, joignez à cela les signes que vous pouvez retirer des circonstances commémoratives, tels que l'instrument et la force qui l'a poussé, ainsi que la position du blessé lorsqu'il a reçu le coup, et vous aurez toutes les données pour établir un diagnostic solide.

Cependant il est important de signaler les complications qui pourraient faire méprendre l'homme de l'art sur une lésion pulmonaire. La lésion de l'artère intercostale en a quelquefois imposé aux chirurgiens les plus expérimentés, et si l'auscultation n'avait fait des progrès, nous serions encore dans l'incertitude ; mais heureusement cette découverte a enrichi la symptomatologie des affections de poitrine, ce qui nous met à même d'établir à cet effet un diagnostic plausible. Les expériences que nous avons faites sur les animaux vivans, ou les cas que nous avons été à même de voir dans notre pratique, nous ont mis à portée de juger avec toute sécurité. Voici les signes qui nous empêchent de tomber dans l'erreur.

Dans le cas, par exemple, de la lésion de l'artère indiquée et sans complication de la lésion des poumons, nous avons vu sortir le sang de la plaie, en bouillonnant comme dans la lésion de ces derniers organes, ce qui était l'effet de l'air qui s'introduisait dans la cavité thorachique par la plaie externe, et qui en était chassé par l'inspiration (1); alors ce sang d'un rouge vermeil, mêlé avec des globules d'air, pouvait facilement en imposer. Mais aujourd'hui, moyennant le stéthoscope appliqué au-dessus de la plaie, et cette dernière réunie immédiatement, on entend la pectoriloquie, si cette lésion existe, comme lorsqu'il y a des ulcères aux poumons : il n'est donc plus permis de douter d'une telle complication. Au reste, quoique tous les autres moyens qu'indique la science, comme l'instrument de M. RAYBARD, ou bien la carte que l'on fait passer sous la côte en forme de goutière, puissent nous fournir de bonnes données, il n'en est pas cependant de moins équivoques que celles recueillies par Louis (2). Nous décrirons plus amplement, à l'article traitement, de quelle manière nous procédons à ces investigations. Mais il peut se faire que l'un et l'autre soient lésés, et, dans ce cas, pour s'en rendre raison, on doit débrider, si la plaie est étroite, afin de procéder en conséquence. Nous indiquerons aussi, à l'article traitement, le procédé que nous préférons pour faire la ligature de ce vaisseau.

Les plaies sont aussi plus ou moins dangereuses, selon les conditions où se trouvent les parois du

---

(1) Il est inutile de faire ici la description de la respiration, pour prouver ce que nous avançons.

(2) On doit se rappeler que LAËNNEC, et tous les auteurs qui ont observé les phénomènes de l'auscultation, ont dit, que plus l'ulcère était près des parois, plus était sensible la pectoriloquie.

thorax avec les poumons, c'est-à-dire, qu'il arrive quelquefois que les parois sont adhérentes à la plèvre (1), qui est l'effet ordinaire des pleurésies ou des pleuropneumonies qu'a éprouvées l'individu ; ces adhérences préviennent les épanchemens, attendu qu'il n'y a pas des cavités, et alors cette condition évite tous les accidens qui suivent d'ordinaire ces collections sanguines, telles que la pression sur les poumons et les foyers purulens ultérieurs : car ces derniers, le plus souvent, nécessitent l'opération de l'empyème, ou obligent de rouvrir la plaie, si les adhérences ne sont pas fortes, et lorsqu'elle est à la partie la plus déclive de la poitrine. Nous avons dit que la blessure était plus ou moins dangereuse, selon l'endroit où elle était faite. En effet, une lésion à la racine des poumons est toujours plus grave que si elle était à sa partie inférieure et convexe ; cela s'explique facilement, quand on se rappelle que c'est le point où s'insèrent les principaux vaisseaux qui portent le sang à ces organes. Nous pensons donc que cette description suffira pour faire connaître les lésions des poumons et les complications qui peuvent nous faire méprendre ; ainsi, nous allons entrer dans le détail des moyens qui peuvent arrêter la marche rapide du danger qui les accompagne. Nos anciens chirurgiens ne voulaient point qu'on réunît ces plaies, par première intention ; au contraire, ils mettaient toujours des tentes dans la plaie extérieure pour favoriser l'épanchement au dehors, ou bien ils faisaient prendre au blessé une position favorable, afin que le liquide épanché ne

---

(1) Lisez le mémoire de M. Roux, à ce sujet.

séjournât point dans la poitrine. Ils remplissaient encore cette indication, en aspirant l'humeur épanchée par une seringue à pompe, ou bien par la succion, comme on le voit conseiller par les auteurs les plus recommandables des derniers siècles, tels que MM. GUISARD, DIONIS, HYSTER, etc. Cette opinion s'est soutenue jusqu'à nos jours, et on trouve encore aujourd'hui un grand nombre de praticiens, partisans de ces procédés. Mais, l'observation nous en démontre complètement le vice, et aujourd'hui l'expérience a tranché la difficulté. Cependant, comme les opinions ne sont pas unanimes pour la réunion immédiate, et que quelques médecins ont imaginé des instrumens, comme M. RAYBARD DE COÏSIAT, qui favorisent l'issue de la matière épanchée, pendant qu'une partie de la plaie est réunie par première intention, nous allons dire un mot sur cela, et sur ce que l'expérience nous a suggéré.

L'opinion de l'auteur, que nous venons de citer, se rattache à celle du jour ; mais le tube garni de la vessie, qu'il propose pour recevoir les liquides qui s'épanchent, m'offre des difficultés pour le mettre en usage, et s'oppose à la réunion immédiate de toute la plaie : car enfin, ceci a quelque rapport avec les tentes de nos anciens, sauf que l'auteur prétend qu'il prévient l'introduction de l'air dans la plaie, et qu'il favorise la sortie de celui qui vient des poumons, en même temps qu'il reçoit le liquide épanché. Il me paraît cependant que, lorsqu'il dit de l'appliquer plusieurs fois dans le jour pour prévenir l'inflammation que son séjour peut occasioner, on ne peut guère empêcher l'air de s'introduire dans la poitrine, par les pansemens fréquents qu'on est obligé de faire pour le déplacer et le replacer, comme les expériences que nous avons faites sur des animaux nous l'ont confirmé. Au reste, il est possible que des mains plus habiles que les miennes, et que des bêtes plus patientes sur lesquelles l'auteur a fait ces expériences, l'aient favorisé. Mais quel avantage peut-on obtenir d'un pareil procédé, si l'hémorragie est abondante? Ce moyen ne contribuerait qu'à la rendre externe; mais par là viendrait-on à bout de l'étancher? Non, sans doute. Mais, serait-il plus propre à prévenir l'emphysème? C'est ce que l'expérience ne nous a pas encore démontré; aussi nous laisserons à d'autres de prononcer à ce sujet. Nous dirons cependant que nous n'avons pas été assez satisfaits de ce procédé, tout ingénieux qu'il est, pour le préférer à la réunion immédiate, comme nous le prouverons par nos observations. Les ventouses qu'on emploie aujourd'hui, comme on l'a vu sur la victime de Louvel (1), soit pour extraire le premier sang épanché, soit pour extraire l'air qui peut être dans la cavité thorachique, est-il un moyen plus méthodique que le précédent? Il nous paraît, et l'observation nous le démontre, que la ventouse, par l'attraction qu'elle fait sur les poumons, ne peut donner un bon résultat, attendu 1° qu'elle favorise l'hémorragie; 2° qu'elle tiraille le lobe des poumons, qui est parallèle à la plaie extérieure, et peut en déterminer la sortie lorsque cette dernière est grande, comme nous l'avons vu sur un chien

______

(1) Le Duc de Berry.

qui servait à nos expériences : or, la ventouse n'est
pas convenable au traitement de ces plaies. Quant
aux tentes, à la seringue, ou à la position que faisaient prendre nos anciens aux malades ; tous ces
moyens n'ont qu'un but secondaire, qui est d'extraire le liquide épanché, ce qui est encore favorisé
par le débridement de la plaie qu'ils faisaient quelquefois. Mais que résulte-t-il de tout cela, lorsque
les poumons sont grièvement blessés ? C'est que le
malade meurt d'une hémorragie. Ainsi, calquant
notre opinion sur des faits, nous pensons que la
réunion immédiate, et l'application des résolutifs
sur la partie, dans le début, est la méthode de
traitement la plus rationnelle. Avant de passer aux
observations, prouvons encore ce que nous avançons.
En effet, comment arrêter une hémorragie de cette
nature, vu qu'on ne peut pas faire la ligature des
vaisseaux qui fournissent l'effusion du sang, ni agir
par la compression d'une manière directe ? Il faut
cependant, dans un pareil cas, employer les moyens
qui peuvent arrêter l'issue du sang, et nous pensons que le tampon est la seule ressource. Je sais
bien qu'on me dira que c'est enfermer le loup dans
la bergerie, en renfermant des liquides et de l'air
dans une cavité aussi importante. Mais si la lésion
est peu de chose, et que les poumons ne cessent d'être
en contact immédiat avec les parois, comme le dit
M. RAYBARD, et comme les expériences que nous
avons faites nous le prouvent, il ne peut en résul-
ter rien de dangereux ; car l'épanchement ne sera
point considérable, et les absorbans le détruiront
facilement (1). Si, au contraire, la lésion des pou-

___

(1) Notre expérience nous a démontré le contraire de ce que di-

mons est forte, il s'agit d'arrêter, le plutôt possible, l'hémorragie, sans quoi la mort serait indubitable ; et le seul moyen de l'arrêter, c'est la réunion immédiate qui forme le tampon, et alors il se passe ici les mêmes phénomènes que dans les pertes utérines. Or, si le tampon est le seul moyen qui puisse prévenir la perte du sang, il est donc le seul qu'on puisse employer, et qui nous donne quelque espérance de succès. Quant aux accidens qu'il peut occasioner, on a encore une planche pour se sauver du naufrage, et c'est l'opération de l'empyème. Mais cette opération est-elle plus dangereuse que l'hémorragie ? Non, sans doute, puisque la mort est inévitable, tandis que l'autre a le plus souvent des succès. Ainsi, il vaut mieux suivre la maxime de CELSE, préférer un remède incertain à une mort certaine. Il est donc prouvé que la réunion immédiate de toute la plaie extérieure est l'ancre de salut, et, à l'appui de notre raisonnement, nous citerons nos observations et l'autorité des premiers chirurgiens, tels que MM. LARREY, BOYER, etc., etc.

1re OBSERVATION.

Le nommé Jean Bosc, âgé de 26 ans, d'un tempérament sanguin, reçut, dans une rixe, un coup

---

sent quelques auteurs, à l'effet du rôle passif qu'on fait jouer au poumon lorsqu'il est blessé. Nous sommes bien éloignés de le croire dans une telle condition, puisque notre pratique a levé tous les doutes, sauf lorsque la blessure est grande. Et les écrivains, qui pensent que la cicatrice ne pourrait pas se faire s'il n'était dans cet état de collapsus, se sont grandement trompés, attendu que l'autopsie démontre journellement des cicatrices parfaites dans les poumons, à la suite des fontes tuberculeuses dans quelques phthisies.

de couteau entre la 5me et 6me vraie côte du côté droit. Immédiatement après il eut ses vêtemens baignés de sang, qui coulait par la plaie en bouillonnant, et le blessé tomba en syncope. Aussitôt ses camarades lui fermèrent la plaie avec des linges, et lui firent flairer des spiritueux pour le rappeler à la vie. Je fus appelé alors et le trouvai dans l'état suivant : le pouls petit et fréquent, la face pâle, les yeux abattus, la respiration pénible, et pour la rendre plus facile, le malade était obligé de se coucher sur le côté blessé. Je procédai de suite au pansement de la plaie et prescrivis une potion cordiale pour arrêter la défaillance. La plaie avait un pouce et demi de longueur et allait dans la direction de l'espace intercostal, ses bords étaient infiltrés de sang. Après avoir sorti le tampon qu'on avait mis sur la plaie, il vint un jet de sang d'un rouge vermeil, accompagné d'un grand bruit, ce qui annonçait la sortie de l'air des poumons ; je portai mon doigt indicateur dans l'intérieur de la poitrine et je sentis leur mouvement. Pendant cet examen, le malade éprouva des quintes de toux accompagnées de crachats sanguinolens. D'après tous ces symptômes, je ne pus méconnaître la lésion de l'organe respiratoire. En conséquence, après avoir préalablement fait exécuter les inspirations dont parle BELL, je réunis la plaie, par première intention, avec des bandelettes agglutinatives, et j'appliquai par-dessus des compresses imbibées d'eau vulnéraire ; ces dernières étaient renouvelées de temps en temps et maintenues par un bandage de corps. A tout cela fut joint une diète sévère, et, pour boisson ordinaire, une tisane faite avec l'orge

et la gomme, légèrement acidulée avec le jus de
citron. Douze heures après, la fièvre traumatique
se déclara avec intensité, ce qui nous força de faire
de fortes émissions sanguines, Le traitement débi-
litant fut continué, et les vulnéraires furent
remplacés par les applications émollientes. Au
quatrième jour les symptômes furent moins alarmans, les lèvres de la plaie commençaient à s'ag-
glutiner, mais elles étaient devenues rouges et
douloureuses ; un gâteau de charpie, enduit de
cérat, y fut appliqué, et tout continua à marcher
dans le meilleur ordre. Au bout de vingt jours,
le malade était parfaitement bien et la plaie était
en parfaite guérison. Il ressentait cependant un
peu de gêne pour exécuter les fonctions du poumon ; mais l'auscultation n'offrait rien de remar-
quable.

2me OBSERVATION.

Étienne Pistre, âgé de 30 ans, d'un tempérament lymphatique et nerveux, se laissa tomber
de la hauteur de douze pieds ; il portait dans sa
poche une espèce d'aiguille, qui servait à passer
des sétons aux animaux. Cet instrument était de
la longueur d'un pied, et à une extrémité il était
en forme de langue de serpent, la pointe assez
aiguë et tranchante sur ses parties latérales. Il fit
la chûte sur les pieds ; mais étant arrivé sur le sol,
la secousse le jeta par côté, et alors cette aiguille
entra entre la 4me et 5me côte du côté droit, vers
le tiers postérieur des côtes ; et pénétra dans la
direction de derrière en avant. Le blessé resta au

moins une heure sans secours sur le lieu, après s'être arraché l'instrument qui avait fait sa blessure, et perdit, d'après le rapport qu'on me fit, environ une pinte de sang. Je fus appelé trois heures après l'accident, et trouvai le malade dans l'état suivant : le pouls vermiculaire, la face pâle, les yeux abattus, des quintes de toux qui venaient de temps en temps, accompagnées de crachats sanguinolens, la plaie avait à son grand diamètre un pouce de long, et fournissait un sang d'un rouge vermeil et écumeux, qui sortait à flots dès qu'on enlevait la compresse qu'on soutenait fortement sur la plaie. De suite je procédai au pansement, qui fut fait de la même manière que chez le sujet de l'observation précédente, et fis donner au malade quelques cueillerées de vin de Bordeaux, pour prévenir les défaillances qu'il éprouvait fréquemment. Les pertes de sang qu'avait faites le malade, et son tempérament éminemment lymphatique, le préservèrent sans doute d'une forte fièvre, puisque nous n'eûmes pas recours à la lancette. La convalescence fut un peu longue; mais le blessé n'offre aujourd'hui aucune gêne dans la respiration et vaque à ses travaux ordinaires.

3me OBSERVATION.

Étienne Gaulbert, d'un tempérament sanguin, reçut, dans une rixe, un coup de couteau entre la 6me et 7me côte du côté gauche. Comme c'était un conscrit réfractaire, il n'osa point faire appeler un chirurgien pour se faire panser. La plaie avait présenté tous les symptômes de celles compliquées de la lésion des poumons, comme nous fûmes amenés à le conjecturer, d'après les rapports qu'on nous fit lors de notre premier examen, ainsi qu'on va le voir par l'exposé de l'état où nous le trouvâmes. Arrivés au près du malade, le sixième jour après la blessure, il était livré à une forte fièvre, la respiration gênée; il se plaignait d'une douleur à la poitrine qu'il ressentait particulièrement en respirant. Nous passâmes à l'examen de la plaie, qui avait deux pouces et demi de longueur, et dont le grand diamètre répondait à l'espace intercostal, et nous fûmes fort étonnés de trouver, entre ses lèvres extérieures, un corps spongieux de la couleur d'ardoise qui ressemblait à du tissu cellulaire, infiltré d'un sang noirâtre et décomposé. Nous observâmes sur ce corps, qui dépassait à peu près la plaie extérieure d'environ huit lignes; une petite plaie, qu'on nous dit être le point d'où venait le sang qui avait coulé les premiers jours, mais qu'on avait arrêté avec l'agaric de chêne en l'y appuyant fortement dessus. Cela nous fit conjecturer que c'était une partie du bord inférieur et extérieur du poumon, et nous en fûmes convaincus par un examen plus sévère. Qu'avions-nous à faire dans un pareil cas? Devions-nous, à l'exemple d'Hildanus, faire l'excision avec le fer rougi de la partie qui formait la hernie, ou bien, comme le conseille Hyster, lorsqu'il rapporte des cas semblables, observés par Tulpius, Ruisch et Fontana, faire la ligature, comme faisaient nos anciens, sur l'épiploon, lorsqu'il sortait à la suite d'une plaie au ventre? Ici le cas n'était pas tout-à-fait le même,

2

l'inflammation adhésive des parties s'était déjà établie,
nous n'avions donc pas à craindre la rentrée de la
partie de l'organe sur laquelle nous aurions opéré:
aussi nous crûmes qu'il était plus sage de confier
à la nature la séparation de la partie sphacélée.
En conséquence, nous secondâmes cette opération
par l'application d'un digestif, et aidâmes ce moyen
en coupant les petits lambeaux où la gangrène était
bien établie. Ce traitement fut conjointement employé avec ce qui pouvait combattre la fièvre qui
existait, et qui aurait pu nous amener des accidens. Nous conduisîmes par ce moyen le blessé à
la parfaite guérison. Il éprouve cependant aujour-
d'hui un tiraillement qui correspond à la plaie ;
mais cela ne l'empêche pas de vaquer à ses occupa-
tions ordinaires.

4me OBSERVATION.

Le nommé Louis Serriés, âgé de 16 à 17 ans,
d'une bonne complexion, reçut, le 2 janvier 1831,
dans une rixe, un coup de couteau sur le tiers
antérieur de la 5me vraie côte du côté droit, que
la pointe de l'instrument traversa de part en part
et qui s'y coupa. Appelé de suite pour lui donner
mes soins, j'observai les circonstances suivantes : la
plaie avait un pouce de longueur, et son grand
diamètre correspondait à la longueur de la côte,
le pouls était petit et fréquent, la face pâle, la
respiration pénible, et, à chaque inspiration, le
malade ressentait une douleur des plus aiguës à la
partie interne correspondante à la plaie extérieure,
ce qui le forçait de faire de courtes inspirations.

J'explorai avec attention la blessure après l'avoir légèrement débridée, et il me fut facile de reconnaître une fêlure à la côte ; ce qui me donna à penser que quelque esquille était en contact avec le poumon ; ce qui était confirmé par le sang qui sortait en bouillonnant par la fente de la côte, de la même manière que sort la bière contenue dans une bouteille dont on a traversé le bouchon avec le tire-bouchon, qu'on retire ensuite. Le stéthoscope, appliqué au-dessus de la plaie, me faisait entendre une espèce de râle crépitant qui, de temps en temps, laissait la pectoriloquie bien distincte. Les quintes de toux, accompagnées de crachats de sang d'un rouge vermeil, levèrent les doutes sur l'existence d'une lésion pulmonaire. Mais la fêlure de la côte me donnait des inquiétudes, et malgré que la plaie ne fût pas grande, attendu que j'avais légèrement débridé, il m'était facile d'examiner l'endroit de la côte lésée, à cause du peu d'embonpoint du blessé. Je reconnus, comme je viens de le dire, une fracture en long, dont les fragmens étaient peu écartés par un corps étranger que je touchai avec la sonde à panaris, et que je devais penser être la pointe de l'instrument qui avait fait la plaie. Un tel cas pathologique me donna à réfléchir sur les moyens que je devais mettre en usage. La douleur qu'éprouvait le blessé, au moment de l'inspiration, me donna à croire que c'était la pointe de l'instrument qui était resté dans la plaie, et qui, en dépassant intérieurement la côte, occasionait tous les accidens alarmans. Cette opinion me paraissait d'autant plus vraie, que j'avais présente à ma mémoire l'observation de Gerard, rapportée par quelques auteurs. Ainsi, après avoir mûrement réfléchi, je conçus de faire l'opération de l'empyème au-dessous de la côte, pour pouvoir passer un doigt, armé d'un dé, à l'exemple de l'auteur cité, afin de repousser le corps étranger par la plaie qu'il avait faite en entrant : cette opération fut faite selon les principes de l'art. En arrivant dans la cavité thorachique, il sortit une petite quantité de sang, plus ou moins rouge, qui était épanché, et celui qui venait du poumon, sortit avec plus d'abondance. Je portai de suite mon doigt indicateur dans la cavité ; mais, soit que je n'eusse pas fait une grande ouverture, soit qu'il n'est pas aussi facile qu'on le pense d'introduire un doigt armé d'un dé, à cause du mouvement des poumons et des parois thorachiques, je me vis dans l'impossibilité de pouvoir repousser la pointe du couteau, sur laquelle néanmoins j'arrivai ; car mon doigt n'eut pas assez de force, et je craignis toujours que le dé m'échappât du doigt et ne tombât dans la poitrine. Je restai un moment fort en peine, et j'étais tout décidé à appliquer une couronne de trépan, lorsque j'aperçus, sur une cheminée, une pate dont on se sert pour assujettir les miroirs (1). Cet instrument, qui était fait avec art, petit et très-poli, me parut propre, si je pouvais l'introduire à repousser le corps étranger. Ainsi, j'essayai de suite mon nouveau procédé. L'instrument introduit, je plaçai ma main gauche sur la côte, le pouce à côté de la commissure postérieure de la

---

(1) Il est inutile de décrire cet instrument, je pense qu'il est connu de tout le monde.

plaie et les quatre doigts à côté de la commissure antérieure, pour faire un point d'appui à la main droite, qui tirait de dedans en dehors pour repousser le corps étranger. En effet, je le repoussai, et les pinces à pansement me suffirent pour l'extraire tout-à-fait. Je laissai saigner la plaie un instant pour prévenir une forte fièvre traumatique, vu que le malade avait encore beaucoup de force ; et, après lui avoir fait exécuter plusieurs inspirations, je réunis, par première intention, après m'être préalablement assuré qu'aucune esquille ne pouvait toucher le poumon. Le reste du traitement fut suivi comme dans les plaies ordinaires du poumon, et dans l'espace de trente-six à quarante jours, le malade fut hors de tout danger, et jouit aujourd'hui d'une bonne santé.

EXPÉRIENCES SUR DES CHIENS.

Je pris un chien de taille moyenne, qui avait assez d'embonpoint. Après avoir pris toutes les précautions convenables, je lui plongeai un scalpel entre la 4ᵐᵉ et la 5ᵐᵉ côte du côté gauche, je fis une ouverture d'un pouce et demi de longueur, et dans la direction de l'espace intercostal. Je plongeai l'instrument assez profondément pour léser fortement le poumon. De suite, après la plaie faite, il arriva un jet de sang d'un rouge vermeil et écumeux, ce qui me prouva que j'avais rempli mon but, c'est-à-dire que le poumon était blessé. Je livrai l'animal un moment à lui-même, et ensuite j'appliquai une ventouse sur la plaie, comme le conseillent quelques praticiens recommandables.

Mais l'attraction de la ventouse exaspéra l'hémorragie et attira un lobe du poumon entre les lèvres de la
plaie extérieure ; ce qui me força de l'enlever de
suite, et de réunir la plaie, immédiatement, par
des points de suture, sauf une commissure, où
j'appliquai la vessie de RAYBARD. Mais j'étais obligé de
déranger fréquemment l'appareil, attendu que la
vessie était pleine de sang à tout moment. L'hémorragie continua, et, malgré tous les soins que, de
concert avec un habile artiste vétérinaire, nous
prodiguâmes à cette bête, elle succomba quatorze
heures après la blessure.

AUTOPSIE.

La partie de la plaie extérieure qui était réunie
par première intention commençait à s'adhérer ;
le thorax, ouvert avec précaution, nous offrit les
circonstances suivantes : le lobe moyen du poumon,
qui avait reçu la blessure, était gorgé de sang,
c'est-à-dire qu'il y avait ecchymose ; le reste des
poumons était d'une couleur pâle et contenait peu
de sang. La plaie paraissait vouloir se réunir à la
plaie extérieure, car un commencement d'adhésion
s'était fait par une humeur glutineuse, qui nous
permit cependant de détacher les parties avec toute
la facilité possible ; ce côté de cavité thorachique
contenait un léger épanchement de sérosité sangui-
nolente, le cœur était presque vide de sang.

2me OBSERVATION.

Je pris un chien dans les mêmes conditions que

le précédent, je lui plongeai un bistouri entre la 4me et 5me côte du côté droit et assez en avant pour blesser le poumon ; immédiatement après il survint tous les symptômes qui caractérisent la lésion de cet organe, comme la sortie d'un sang rouge vermeil et écumeux. Le chien éprouvait des dyspnées et il vomit du sang bientôt après. Nous pansâmes la plaie, et la réunion immédiate en fut faite par des points de suture (1). La fièvre traumatique se déclara vingt heures après, les moyens qui pouvaient en modifier la marche furent mis en usage, et sous peu l'animal se rétablit ; il est aujourd'hui en parfaite santé. Nous avons fait quelques autres expériences, mais nous pensons qu'il est inutile de les rapporter.

TRAITEMENT.

La première chose que doit faire l'homme de l'art, dans le traitement des plaies de cette nature, c'est de s'assurer des complications, et, pour cela, il doit examiner attentivement la plaie avec le doigt ; car nous pouvons assurer, avec quelques auteurs, que, dans la lésion de l'artère intercostale et dans les autres complications, le doigt est le seul instrument qui puisse lever tous les doutes. Pour s'en servir, il faut le plus souvent débrider la plaie ; ce débridemeut a le double avantage de n'amener rien de fâcheux, et de nous mettre à même de faire toutes les recherches qu'exigent de tels cas pathologiques. Aussi je me dispenserai de passer en revue tous les

---

(1) Nous n'avons jamais employé les bandelettes agglutinatives pour réunir la plaie, à cause du poil dont est couvert l'animal.

instrumens inventés à ce sujet. Je dirai donc que si la plaie était étroite et qu'on conjecturât quelque complication, on doit introduire une sonde cannelée dans son trajet, et débrider dans ce sens pour pouvoir introduire le doigt, afin de s'assurer de la lésion de ce vaisseau et de toute autre complication. Si elle existe, cette indication remplie, on porte le doigt vers le point où l'on croit l'artère blessée, et si elle l'est, on sent au tact jaillir le sang du vaisseau, et en pressant sur son ouverture, on arrête facilement l'effusion, ce qui nous confirme sa lésion. Mais, quand le poumon est lésé à la fois avec l'artère, le sang continue à sortir. Alors on réunit la plaie immédiatement, et, en appliquant dessus le stéthoscope, on entend la pectoriloquie comme dans le cas d'ulcération du poumon ; ce qui caractérise que ce dernier a été touché. Dans une telle complication, on fait la ligature du vaisseau et on réunit immédiatement comme il a été dit. Quant à la ligature, nous avons mieux réussi de la faire avec l'aiguille à gastroraphie qu'avec aucun autre instrument ; car l'aiguille de RAYBARD n'est absolument que celle de GUISARD, perfectionnée. Mais il n'est pas trop facile de s'en servir avec dextérité, aussi l'auteur dit, qu'il faut s'y être exercé ; au reste, tous les chirurgiens n'ont pas cet instrument.

Quant au procédé de GÉRARD, à l'aiguille de GOULARD, pour lier la côte et l'artère à la fois ; aux plaques de BELLOC, à la plaque de Loterie et la pelote que proposent nos chirurgiens modernes, comme M. BOYER, tous ces moyens ne nous paraissent pas pouvoir remplacer l'aiguille à gastroraphie, dont nous nous sommes servi pour nos expériences sur les animaux vivans. Voici de quelle manière nous procédons à cette opération.

La plaie suffisamment débridée, je porte le doigt indicateur de la main droite ou de la main gauche, peu importe, dans l'intérieur de la poitrine, appliquant la pulpe sur le bord inférieur de la côte, après avoir fait préalablement écarter les deux lèvres de la plaie par un aide. Alors je fais glisser l'aiguille sur la face palmaire du doigt avec la main libre, et lorsque sa pointe est arrivée au bord interne de la côte, je la fais pénétrer dans sa goutière en la poussant avec le doigt qui lui sert de guide, en même temps que l'autre main qui la tient à l'extrémité, la presse sur la face palmaire du doigt, comme pour lui faire exécuter un mouvement de bascule. Alors la pointe de l'aiguille s'engage entre le vaisseau et la côte; de suite on la saisit avec le pouce de la main, qui avait introduit le doigt servant de guide, et on lui fait exécuter un mouvement de rotation pour faire arriver la pointe en dehors (1), qu'on saisit de l'autre main et qu'on tire pour lier avec le cordonnet, dont préalablement elle a été enfilée. Cela fait, on réunit, par première intention, comme dans les autres cas, en observant de laisser sortir, par une commissure de la plaie, un bout de la ligature.

Quant aux autres complications, comme les corps étrangers et les fractures, on voit les procédés que j'ai suivis dans le premier cas. Quant au second,

---

(1) Nous avons observé qu'il ne faut pas que la pointe de l'aiguille soit acérée, afin de prévenir de pincer le vaisseau.

nous avons eu occasion d'observer, sur un chien,
une circonstance qui pourrait nous servir de guide
dans un pareil cas. Voici le fait.

Un chien d'arrêt, de grosseur ordinaire, reçut
un coup de pistolet chargé à balle ; le projectile
prit la seconde vraie côte vers sa partie moyenne
et se dirigea de haut en bas, en suivant une ligne
perpendiculaire. Le coup lui avait été tiré de dessus
un cheval, et l'animal était près de ce dernier,
c'est pourquoi la balle avait suivi cette direction.
Son maître fit appeler un artiste vétérinaire. Je
me trouvai présent au premier pansement. La plaie
examinée, nous fit reconnaître une fracture com-
minutive de la côte et du bord du sternum. L'artiste, embarrassé pour maintenir cette fracture,
me demanda mon avis. Je lui conseillai de serrer
fortement les esquilles de la côte, en les embrassant
avec un cordonnet. Cela étant fait, et la plaie pansée,
comme il a été dit dans mes observations, le chien
échappa à cet accident contre nos espérances. Je
pense que dans un pareil cas, on pourrait mettre
en pratique, avec succès, un tel procédé, qui,
du reste, a le double avantage de comprimer l'artère intercostale, si elle était ouverte, en conte-
nant les fragmens de la fracture pour en obtenir
la réunion, et prévenir que, par leur aspérité, ils
n'irritassent le poumon d'une manière grave. Ainsi
je conclus qu'il faut, dans les lésions du poumon,
réunir la plaie, par première intention, comme
nous l'avons dit, et appliquer dès le début, sur
la partie, les résolutifs pour crisper les vaisseaux, et
prévenir l'afflux du sang qui ne pourrait qu'aug-
menter l'hémorragie.

Quant aux accidens consécutifs, comme l'inflammation, l'épanchement, ou bien la formation de
quelque abcès, ce qui est reconnu aux symptômes
qui leur sont particuliers, que l'art a si bien signa-
lés, et qu'en conséquence le médecin instruit ne
peut méconnaître (ce qui me dispense de les énu-
mérer), ils doivent être traités, la première par
les émissions sanguines et une diète sévère. Pour
la seconde (si l'absorption qu'on peut faciliter par
des frictions stimulantes sur la poitrine, comme la
pommade stibiée, les frictions mercurielles, n'amè-
nent pas la résolution, et que l'état de suffocation
soit imminent), on aura recours à l'opération de
l'empyème (1).

Quant à l'emphysème, il peut avoir lieu de deux
manières, soit par l'air qui vient de dehors par la
plaie externe ou celui qui vient des poumons, lorsqu'ils sont lésés. Le premier cas arrive rarement,
et nous pensons que l'air manquant d'être renou-
velé, en réunissant par première intention, il est
bientôt dénaturé, et en conséquence il ne peut
occasioner rien de fàcheux. Le second peut avoir
des résultats graves, lorsqu'il devient général, il est
ordinairement mortel. Heureusement que cela arrive
rarement, à cause des conditions que la blessure des
poumons doit avoir pour l'occasioner, ainsi que
le dit Boyer. Dans un pareil cas, on a proposé les

---

(1) La résorption des grandes collections séreuses ou purulentes n'é-
tonnent point le médecin physiologiste et praticien. M. Larrey vient
de donner une nouvelle observation, dans un journal, qui prouve combien il faut espérer de cette fonction. Il rapporte, qu'à la suite d'une
blessure des poumons, il était prêt à faire l'opération de l'empyème
pour évacuer un épanchement, lorsqu'il survint tout à coup une expec-
toration de sang noir, et de sérosité purulente qui sauva le malade.

frictions sèches sur la périphérie du corps, ou bien de les faire avec des liqueurs toniques. Les scarifications, et la ventouse appliquée, ont produit de bons effets (1).

CORROLAIRES.

En me résumant sur ce que je viens de dire et sur le fait que je présente, on peut penser que, quoique les procédés de nos anciens ne soient pas surannés, puisque quelques praticiens de nos jours en font usage, ils doivent être abandonnés, attendu que l'expérience en démontre le vice. Car, comme nous l'avons dit, à quoi sert de laisser la plaie ouverte et même de la débrider, lorsqu'elle est étroite, si ce n'est qu'à favoriser l'hémorragie et l'introduction de l'air dans la poitrine, et ce dernier, par la pression qu'il fait sur le poumon, gêne fortement la respiration et concourt à développer l'inflammation dans ces organes, ainsi qu'à occasioner l'emphysème. Quant au procédé de M. RAYBARD, il est aussi défectueux que les tentes de nos anciens : la canule détermine des inflammations qui forcent le chirurgien à faire plusieurs pansemens, comme le dit l'auteur, afin de les prévenir. Ce moyen ne peut pas arrêter l'hémorragie, puisque le sang trouve toujours issue. Peut-il mieux prévenir l'emphysème ? Nous nous sommes réservé de prononcer là-dessus ; mais nous pensons que pour prévenir ce dernier, nous ne devons pas laisser mourir le malade d'une hémorragie ; au reste, l'art nous fournit le plus souvent les moyens de

(1) Voyez l'article diagnostic de l'emphysème, dans le tome 12 du dictionnaire des sciences médicales.

le détruire. Quant à la ventouse , nous avons signalé ses inconvéniens, et malgré le respect que nous avons pour les praticiens qui l'emploient, il nous paraît que puisqu'elle ne sert qu'à évacuer le liquide épanché, ainsi que l'air qui y est contenu dans la cavité , elle peut être avantageusement remplacée par plusieurs inspirations qu'on peut faire faire au blessé avant la réunion de la plaie , comme le conseille BELL. Ainsi, nous n'hésitons pas à croire, d'après notre expérience et les préceptes que nous établissons, que la réunion immédiate de toute la plaie , après avoir fait exécuter quelques inspirations au malade , est le procédé qui doit être préféré, d'autant plus qu'il est le seul qui puisse arrêter l'hémorragie , et qu'il ne peut occasioner des accidens auxquels on ne puisse remédier. Du reste, on aurait beau faire et beau dire, la chose la plus urgente est d'arrêter la perte du sang, et la seule ressource est le tampon , or on ne peut tamponner qu'en réunissant la plaie d'une manière immédiate.

Nous allons dire un mot sur ce qu'on peut reprocher à cette méthode de traitement, et opposer à nos antagonistes les moyens que l'art nous fournit pour détruire les événemens sinistres qui peuvent les alarmer, et rappeler combien les suites sont moins fâcheuses qu'à toute autre méthode de traitement ; car, que résulte-t-il de réunir la plaie par première intention, et quels sont les accidens que peuvent occasioner un tel procédé ? C'est, nous diront les opinions opposées, que le liquide épanché occasione l'inflammation, des collections purulentes, et que l'air renfermé peut amener l'emphysème. Ne peut-on pas remédier à tout cela ? à l'une par les émissions sanguines , et à l'autre par l'opération de l'empyème (1), si l'absorption ne détruit pas le liquide épanché ; au troisième par des frictions faites sur différens points du corps , en aidant ce moyen par l'application de quelques liqueurs toniques, ainsi que le conseille Richerand , et comme je l'ai dit moi-même à l'article traitement ; la ventouse a aussi été employée avec succès.

Au reste , est-on assuré que dans de pareils cas il soit survenu des événemens aussi fâcheux ? Je ne le pense pas ; et MM. Larrey et Boyer , qui rapportent des observations qui viennent à l'appui de notre doctrine, n'en parlent pas. Au contraire , ils disent avoir obtenu les meilleurs résultats de la réunion immédiate. Nous mettons donc hors de doute, que l'opinion émise pour la réunion immédiate est , sous tous les rapports, préférable. Car , quel succès obtiendra-t-on de maintenir la plaie ouverte , si l'hémorragie est abondante ? Et quand même elle serait médiocre , pourrait-on l'arrêter , comme nous l'avons dit , et prévenir la mort , qui serait indubitable à la suite d'une telle perte ; et l'air extérieur, qui s'introduirait dans la plaie , ne contribuerait pas peu à développer les accidens , telles que l'inflammation , la pression sur le poumon et l'emphysème. Rien n'est donc préférable , et ne peut remplacer le tampon , qu'on fait avec la réunion de la plaie et le bandage du

____

(1) MM. Scultet et Lédran rapportent un cas , où on laisse mourir le malade faute de faire la paracentèse.

corps qui la maintient. Aussi, si en laissant la plaie béante on expose le malade à éprouver de tels événemens, nous ne devons pas balancer à faire le choix du procédé opératoire, dont un certain nombre de faits confirment l'utilité. Nous concluons donc, de toutes ces observations obtenues par des investigations rigoureuses, que l'opinion émise dans notre mémoire doit dorénavant servir de guide dans de telles circonstances, puisqu'elle est basée sur des faits, et que l'on ne peut faire avancer la science que par des faits.

Quant aux cas rares que nous présente la troisième observation, nous ne pouvons finir sans faire quelques remarques à ce sujet, ou bien sur les documens que nous fournissent les auteurs cités. Si nous avions été appelés le premier jour de la blessure, quel moyen aurions-nous mis en usage ? Aurions-nous rentré la partie du poumon, après l'avoir enlevée avec le fer rougi, comme le veut HYLDANUS, ou bien en aurions-nous fait la ligature, comme le conseille HYSTER ? Aucun de ces procédés ne nous paraît rationnel ; et lorsque nous avons médité sur le parti que nous prendrions dans de semblables cas pathologiques, nous avons pensé que nous devions procéder par analogie, comme dans les plaies des intestins, et qu'en conséquence il fallait trouver un moyen qui maintînt la plaie des poumons entre la plaie extérieure, et que par là nous pourrions arrêter l'hémorragie et obtenir simultanément la cicatrice des deux plaies. Mais quel est le procédé opératoire qui pourra remplir ce but ? Ce ne sera point la ligature de la partie du poumon lésé, ni en y passant un fil pour retenir l'organe comme dans les plaies des intestins ; car ici le tissu des organes n'est pas de même nature, ni leurs fonctions physiologiques les mêmes ; et nous ne pouvons pas, quoique nous agissions par analogie, procéder de la même manière. Il faut donc trouver un moyen qui puisse maintenir les parties du poumon lésé entre les lèvres de la plaie extérieure, en comprimant entr'elles le bord lésé du poumon, ce qui nous mettrait à même de pratiquer une compression directe sur les vaisseaux qui fournissent l'hémorragie ; et même on pourrait seconder ce moyen par l'application de quelque poudre astringente, comme la colophane ; ou bien des bourrelets de charpie trempée dans l'eau de Binelly, qui nous a réussi pour arrêter d'autres pertes sanguines. Il est donc probable qu'en tenant la partie des poumons lésés entre les lèvres de la plaie extérieure, il résultera du contact de ces mêmes parties une inflammation adhésive, qui établira la cicatrice des deux plaies, comme il est arrivé sur le sujet de la troisième observation.

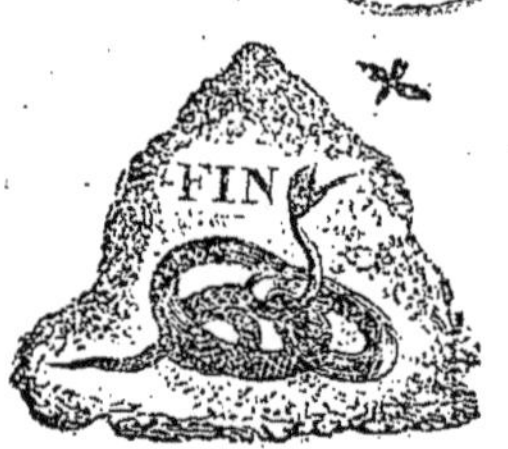

CASTRES, IMPRIMERIE DE VIDAL AÎNÉ.

9 782019 241605